ESSAI

SUR UN GUIDE PRATIQUE

DES MALADES

AUX EAUX DE VALS,

ARDÈCHE.

Par **M. TOURRETTE**, docteur en médecine, a Vals.

Prix : 50 Centimes.

AUBENAS,
H.-D. BONNEFOY, IMPRIMEUR-LIBRAIRE.
1853.

GUIDE PRATIQUE

DES MALADES

AUX EAUX DE VALS (Ardèche),

PAR

le Docteur TOURRETTE.

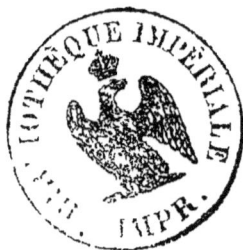

Le médecin des eaux doit être
le prêtre du temple : il est là pour
éclairer les malades, les diriger
par une bonne méthode, et rectifier
les idées ou les préjugés qu'ils
pourraient y apporter.
ALIBERT.

Prix : 50 Centimes.

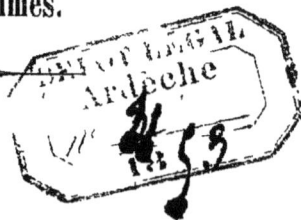

AUBENAS,
H.-D. BONNEFOY, IMPRIMEUR-LIBRAIRE.
—
1853.

AVERTISSEMENT.

On trouvera cet opuscule trop sobre de déve-
loppements, mais on sera indulgent s'il renferme,
sur le sujet qui nous occupe, des observations qui,
souvent acquièrent de leur brièveté même, de la
force et de la clarté : au reste, les malades me
jugeront sur l'intention, car c'est pour eux seuls
que j'ai eu la témérité d'écrire ces quelques pages,
et je répondrai aux sévères.

Qui meliora habet, eodem det animo.

                              KLEIN.

VALS.

Vals est un grand et joli bourg à cinq kilomètres d'Aubenas.
Il communique avec cette ville, point commercial le plus
central, le plus important, le plus actif du département de
l'Ardèche, par une large et belle route Impériale qu'on peut
justement comparer à l'avenue d'un vaste jardin paysager.

Vals est situé à l'entrée d'une vallée délicieuse qu'entourent
de hautes et fertiles montagnes. L'air y est pur, le ciel serein,
le climat doux et tempéré. Là croissent, dans un pèle-mèle
aussi curieux qu'admirable, l'olivier et la vigne; le mûrier
et les arbres à fruits de toute espèce; le noyer et le châ-
taigner. Cette vallée est merveilleusement cultivée par une
population robuste, sobre, ardente au travail, endurcie à
la fatigue; mais bonne, affable, et déjà façonnée aux belles
manières du monde élégant que nos eaux minérales attirent
annuellement. La Volane, rivière torrentueuse, la longe
dans toute son étendue, du nord au midi; et son eau limpide et abondante sert à l'irrigation de nos prairies et de
moteur à nos nombreuses et riches usines.

L'étranger qui , par une belle et fraîche matinée du
printemps , voit , pour la première fois notre pays , reste
frappé d'admiration devant les merveilles de notre agriculture
et de notre industrie. Ici, en effet , toutes les intelligences et
tous les bras sont sans cesse occupés ; jeunes et vieux , nos
négociants rivalisent de zèle et d'activité pour répandre le
bien-être sur notre population ouvrière, si nombreuse et si
digne de leur sollicitude ; et la fertilité de notre sol monta-
gneux paye largement à nos agriculteurs , leurs peines, leurs
privations et leurs labeurs.

Vals et les communes limitrophes offrent une belle et
ample moisson aux amateurs d'histoire naturelle , et à ceux
qui , comme moi, sont privés des yeux de la science, des
paysages nombreux et enchanteurs , des sites superbes , des
points de vues magnifiques, des horizons étendus, grandioses,
qui font de nos contrées, le pays le plus pittoresque de l'Ardèche.

Vals posséde un hôtel de premier ordre où se réunit la
société la plus riche , la plus élégante et la mieux choisie.
Ce vaste hôtel offre le confortable le plus exigeant. Viennent
ensuite trois hôtels de second ordre, et puis la foule des logeurs
de manière que plus de mille personnes , à la fois , peuvent
trouver ici , des logemens présentant les conditions les plus
favorables de propreté et de commodité. Le riche comme le
pauvre peut s'y loger au gré de sa fortune et de son desir.
La nourriture y est bonne , variée , abondante ; le pain
est blanc et bien cuit ; le mouton, l'agneau , le veau , de
première qualité ; la volaille et la truite y abondent ; les
légumes et les fruits y sont délicieux. Partout respire l'aisance ;
et jamais les haillons de la misère ne viennent attrister désa-
gréablement les yeux des étrangers.

Bains Publics.

M. Martin , dont tout le monde connaît et apprécie les manières polies et obligeantes , a fait construire , à portée de son hôtel , dans une situation parfaite , un établissement de Bains qu'alimentent les eaux douces et limpides de la Volane.

Je conseille toujours à ceux qui m'honorent de leur confiance de prendre , à leur arrivée, un ou plusieurs bains, car outre que le bain domestique , calmant et sédatif , délasse très bien des fatigues du voyage , il débarasse la peau des débris d'épiderme et de l'enduit qui y laisse la sueur et la poussière. Cette Précaution , toujours utile,. me paraît nécessaire , indispensable même pour ceux qui veulent prendre des bains d'eau minérale.

Les personnes qui ne prennent pas habituellement des bains , ou qui ignorent les précautions que leur emploi exige , font convenablement de consulter un médecin avant d'user de ce moyen qui n'est pas toujours exempt de danger.

De la saison des Eaux.

La saison des Eaux commence le premier juin et finit au trente septembre. C'est du 15 juillet au 25 août qu'on trouve ici , le plus du monde. Le concours annuel est de 2 000 à 2 500.

Dans les pays qui possèdent des eaux minérales et qui jouissent d'un climat moins chaud que le nôtre , la saison des eaux s'ouvre le premier mai et finit au quinze octobre.

Je pense que les malades qui ont un besoin réel de nos eaux , peuvent sans le moindre danger, sans le plus petit inconvénient , venir les prendre le 15 mai ; à cette époque ils éviteraient le embarras inséparables d'un concours trop nombreux. L'expérience et l'observation ont d'ailleurs prouvé que, pendant les fortes chaleurs et surtout pendant les orages, les eaux de nos fontaines pouvaient produire des accidents graves, si elles ne sont prises avec une grande modération. Cette modération est d'autant plus difficile à garder qu'à cette époque on éprouve un plus pressant besoin de boire. Que nos confrères ne craignent donc pas de nous envoyer des malades pendant les mois de mai et de juin. Ces deux mois sont d'après plusieurs célèbres médecins de Vichy les plus favorables pour prendre les eaux, en se conformant toutefois aux précautions hygiéniques prescrites dans ce petit mémoire.

Propriétés chimiques des Eaux.

Les Eaux de Vals occupent le premier rang parmi les alcalines, acidules gazeuses et ferrugineuses froides. Elles ont avec celles de Vichy la plus parfaite analogie. Pour se convaincre de cette vérité, on n'a qu'à jeter un coup d'œil sur les deux tableaux suivants, représentant l'analyse faite par ordre du gouvernement, par M. Berthier (i).

EAU DE VALS, 1 Kilogramme.	SELS.	EAU DE VICHY, 1 kilogramme.	SELS.
	grammes.		grammes.
Bi-carbonate de soude	7, 154	Bi-carbonate de soude	3, 813
Sulfate de soude . .	0, 053	Sulfate de soude . .	0, 558
Chlorure de sodium.	0, 160	Chlorure de sodium.	0, 279
Carbonate de chaux .	0, 180	Carbonate de chaux.	0, 285
id. de magnésie	0, 125	id. de magnésie.	0, 045
Silice	0, 116	Silice	0, 045
Oxide de fer . . .	0, 015	Oxide de fer . . .	0, 006
TOTAL . .	7, 803	TOTAL. . .	5, 031

(i) Je dois à la vérité, de dire qu'une nouvelle analyse faite par M. Longchamp, constate que les eaux de Vichy contiennent, en général, de 4 à 5 grammes de Bi-carbonate de soude.

Un fait incontesté et incontestable, c'est que les eaux de
Vals sont les plus riches de France en Bi-carbonate de soude.
Ce qui ne l'est pas moins, c'est que l'expérience et l'observation, ces deux bases de la médecine, d'accord, cette fois,
avec l'analyse chimique, prouvent d'une manière positive,
que toutes les maladies qui sont traitées avantageusement à
Vichy, peuvent l'être avec un égal succès à Vals, depuis surtout
que M. F. Gaucherand, cédant aux pressantes sollicitations
de M. RUELLE, a fait construire, sous l'intelligente direction
de cet habile inspecteur de nos eaux, un établissement
thermal parfaitement tenu.

Propriétés physiques des Eaux.

Les Eaux de Vals sont froides, claires, limpides, d'une
saveur alcaline, d'un goût aigrelet, qu'elles doivent à la
prédominance du gaz acide carbonique qu'elles renferment
et dont elles sont saturées.

Exposées à l'air, ou à une douce chaleur, elles perdent de
leurs propriétés et laissent déposer au fond du vase, un préci-
pité ocreux.

Elles se conservent au contraire, des mois et des années
entières, lorsqu'elles sont dans des bouteilles d'un litre, et que
l'on a pris un grand soin dans le puisage et le bouchonnage.

Nos Eaux jouissent aussi du précieux avantage de pouvoir
être aisément transportées, à de grandes distances, sans
éprouver d'altération notable.

Propriétés médicales.

Quelques médecins ont formellement nié les vertus cura-
tives des eaux minérales en général. D'autres moins exclusifs,

ont prétendu que les eaux artificielles pouvaient, dans tous les cas, les remplacer, et ont attribué la guérison des malades aux distractions, aux voyages, au changement d'air, d'habitudes. Sans méconnaître les bons effets de tous ces moyens, les faits sont là, parlant plus haut que leurs subtilités, pour prouver aux plus incrédules, que les eaux minérales sont des moyens énergiques, quelquefois, trop énergiques même, contre une foule de maladies. La chimie n'a pas encore dit son dernier mot; car on découvre tous les jours, dans leur examen, des substances dont jusqu'ici on n'y avait pas même soupçonné l'existence. L'art ne vaudra d'ailleurs jamais la nature, et le charme des paysages les plus enchanteurs, les voyages les plus agréables, les distractions les plus séduisantes n'ont jamais guéri, que je sache, des gastrites, des hépatites, des rhumatismes, la goutte, la gravelle, le diabétès, etc. etc. etc.

Depuis des siècles, on reconnaît aux eaux de Vals, des propriétés toniques, apéritives, résolutives et fondantes. On sait, qu'à dose modérée, elles exercent une action douce, quelquefois prompte, souvent bienfaisante sur l'estomac, sur les sécrétions biliaire, pancriatique, et principalement sur les urines; on sait aussi qu'elles favorisent le flux menstruel et calment les douleurs qui, bien souvent, les précèdent ou les accompagnent.

Sous leur salutaire influence, l'appétit renaît, les digestions deviennent plus faciles, plus promptes, plus régulières, un bien être inaccoutumé se fait sentir dans tout l'organisme; le teint se colore, les chairs se raffermissent, les forces musculaires reviennent, on se sent plus dispos, plus gai, et on commence à compter sur la guérison d'une maladie qui nous avait fait craindre de ne plus jouir du bien le plus précieux de

la vie , la santé. Pour obtenir cet heureux résultat, il faut de
la part du médecin, une grande persistance, un grand discer-
nement, un tact parfait ; et de la part du malade , une sou-
mission sans borne , une bonne volonté à toute épreuve. A
ces conditions réciproques mais indispensables, les cures
merveilleuses qui avaient lieu autrefois, se renouvelleront de
nos jours et donneront à nos eaux cette bonne et solide
réputation qu'on n'acquiert que par le temps et de nombreux
triomphes.

Pour être efficaces, les eaux doivent produire une médication
excitante, plus ou moins profonde, de toute l'économie : médication qui tende à imprimer, à tout l'organisme, un mouvement général de réaction ou mieux un mouvement fibrile ,
lent, peu sensible , mais appréciable et réel ; au médecin
seul appartient le soin de modérer ou d'activer ce mouvement.

Des Sources en général.

On compte aujourd'hui sept sources. 1° La Marie ; 2° La
Marquise ; 3° La source des Bains ; 4° La Chloé ; 5° La
Camuse ; 6° La Dominique ; 7° La source du jardin.

Toutes ces sources sont comme groupées dans un espace peu
étendu, sur les bords de la Volane et sur ceux du ruisseau des
sausses : on voit, sur un grand nombre de points des lits de ces
torrents , s'élever une infinité de bulles d'acide carbonique ,
qui annoncent qu'une grande quantité d'eau minérale se perd,
sans profit, dans l'eau de ces ruisseaux.

Source La Marie.

Cette source est la seule qui soit sur la rive droite de la
Volane , à un mètre à peine, de cette rivière ; son eau est

claire, limpide, légère, gazeuse, rafraîchissante ; d'un goût
et d'une saveur des plus agréables. Elle s'allie admirablement
avec le vin , et de ce mélange résulte une boisson délicieuse,
complément , aujourd'hui , indispensable sur la table des
buveurs d'eau et des gourmets de nos environs. La Marie est
devenue et deviendra tous les jours, de plus en plus, la boisson
habituelle des personnes aisées de nos départemens méri-
dionaux , car elle sert merveilleusement, non seulement à
désaltérer, mais encore à exciter salutairement l'estomac , à
provoquer l'appétit qui diminue ou disparaît pendant les fortes
chaleurs.

C'est par elle que les malades doivent commencer leur traitement. Son eau bienfaisante disposera leur estomac à mieux
supporter les eaux des autres sources , plus chargées en principes minéralisateurs , et par cela même beaucoup plus
énergiques.

Les eaux naturelles de St-Galmier, de St-Alban, de Forges,
de Bussan, de Spa, de Selts qui jouissent à si juste titre, d'une
grande réputation, ne peuvent être comparées à celle de la
Marie, sous le triple rapport de sa limpidité , de l'abondance
du gaz, de sa conservation ; aucune d'elles ne se marie aussi
purement au vin et ne lui donne un goût aussi vif, aussi
piquant, aussi agréable.

La source la Marie est sans rivale en France, pour combattre
ces affections qu'on a désignées sous le nom trop vague de
névroses ; affections qui , semblables à un caméléon , em-
pruntent toutes les couleurs tant elles sont inconstantes , bi-
zarres, insaisissables. Elles sont aussi très-utiles pour arrêter
les vomissemens auxquels sont sujettes les femmes et les filles
à constitution frèle , délicate, irritable, et dont la santé a été

délabrée par de longues et pénibles maladies du tube digestif, de l'utérus et de ses annexes. C'est, sans doute, en guérissant ces dernières qu'elle a acquis la réputation de favoriser la fécondité.

La Marquise.

En face et à quelques mètres de la Marie, mais de l'autre côté de la Volane, sous la voûte d'une masure, sourdent, dans la fissure d'un rocher, les eaux bulleuses et brillantes de la Marquise. A la voir là, si triste et si dépouillée, on ne se douterait guère que c'est à cette source que les eaux minérales de Vals, doivent leur antique et célèbre réputation; c'est que son étoile à pâli depuis la découverte de son heureuse rivale, la Chloé. La faute n'en est pas à elle, mais bien à l'incurie de ses propriétaires qui, depuis longtemps, n'ont rien fait pour l'utilité, l'agrément et la commodité des buveurs. Malgré cette espèce d'abandon, bien déplorable, la Marquise est, et sera toujours elle-même ; c'est-à-dire la plus grande, la plus puissante ressource du médecin, quand il voudra provoquer une excitation, plus soutenue, plus profonde, plus durable de tout l'organisme et attaquer victorieusement les affections graves, invétérées, des organes digestifs et de l'appareil génito-urinaire.

Source des Bains.

Cette source est située derrière l'établissement thermal.

Elle est enfermée dans une vaste et profonde citerne où viennent se joindre les eaux de la Chloé. On pense que ce volume d'eau qu'elle fournit, est à lui seul, aussi considérable que celui de toutes les autres sources ; la vérité est, qu'elle peut donner 120 à 130 bains par jour.

Le résidu de l'eau de cette source donne à l'alcalimètre de Décroizilles 84 dégrés, tandis que l'eau la plus alcaline de Vichy n'en donne que 82.

Comme les eaux des Célestins, de L'hôpital, de la Grand-Grille, elle contient une quantité appréciable d'arsenic. Cet héroïque agent thérapeutique y a été découvert par M. Brun, Pharmacien au Montélimar.

La Chloé.

Cette source a été découverte en 1839 „ et analysée par M. Alphonse Dupasquier, de si regrettable mémoire, en 1845.

Elle est située sous un pavillon attenant à la maison d'habitation de M. F. Gaucherand, son propriétaire.

L'eau de cette source est un peu moins chargée en Bi-carbonate de soude que la Marquise et la Camuse, mais elle est plus gazeuse qu'aucune d'elles.

« M. Ruelle, lui accorde une supériorité bien marquée dans plusieurs cas d'affections gastro-intestinales, qui se présentent avec les caractères suivants : tantôt un dégoût insurmontable pour les aliments, d'autres fois une augmentation d'autant plus fâcheuse de l'appétit, que les malades ne peuvent s'y livrer impunément ; des digestions lentes, laborieuses, accompagnées de retours acides, de vomiturítions, de flatuosités abdominales, un sentiment de malaise qui, partant de la région épigastrique, semble s'irradier, en quelque sorte, sur tous les organes de l'économie, une tristesse mélancolique habituelle ; de la céphalalgie, et enfin, une irritabilité nerveuse excessive. »

La Chloé est aujourd'hui en grande faveur, les cures qu'elle a déjà opérées justifient pleinement la bonne et solide réputation qu'elle a si promptement acquise.

Elle supporte très-aisément le transport. Aussi en expédie-t-on journellement en quantité. Elle se conserve pure longtemps à cause du gaz acide carbonique dont elle est plus que saturée et qui tient en solution tous les sels dont elle est chargée. Elle donne par 24 heures 8,160 litres.

La Camuse.

Cette source est située sous la voûte d'une maisonnette, d'assez triste apparence. Outre les principes minéralisateurs de la Marquise et de la Chloé, elle paraît contenir une plus grande quantité de magnésie. C'est, sans doute à cette susbtance qu'elle doit la réputation d'être légèrement purgative.

Les habitants du midi de la France, ceux surtout, qui vivent dans un état habituel de constipation aiment à boire l'eau de la Camuse ; plusieurs s'en trouvent très bien.

Des goutteux m'ont assuré que l'usage des eaux de cette source, avait apporté à leurs maux, un soulagement qu'ils avaient vainement demandé aux eaux de Vichy.

Un Avocat du Puy, auquel je suis uni par les liens du sang et de l'amitié, m'a dit que depuis qu'il prenait les eaux de la Camuse il n'avait pas éprouvé un seul accès de goutte. Les eaux de Vichy n'avaient apporté aucun changement à son état. Cette eau serait facilement exportable sans trop d'altération. Je pense que les goutteux pourraient en faire un usage habituel chez eux.

La Dominique.

Cette source est peu abondante nullement alcaline, mais très-ferrugineuse. Son usage intempestif a souvent donné lieu à des accidents graves, même mortels. Aussi ne doit-on boire les eaux de la Dominique qu'avec la plus grande modération et jamais sans l'avis du médecin : un jeune Pharmacien du plus grand mérite, M. Brun, du Montélimar, dans une thèse bien faite, a découvert, au moyen de l'appareil de Marsh, une notable quantité d'arsenic, dans les eaux de cette source. Il y a aussi constaté la présence de l'acide sulfurique libre. Ces deux substances expliquent les accidents dont j'ai parlé, et doivent, enfin, faire comprendre aux malades le danger qu'ils courent en se gorgeant de cette eau que M. Brun compare à celle des *Bains maudits* de la province de Constantine.

Entre les mains d'un médecin habile et expérimenté, les eaux de la Dominique peuvent devenir un moyen héroïque contre quelques maladies graves et anciennes ; mais lui seul peut décider de son opportunité et de la quantité qu'il faut en boire.

Source du Jardin.

L'eau de cette source, tout récemment découverte, n'est pas encore analysée ; mais tout porte à croire que cette opération y fera découvrir les mêmes éléments minéralisateurs que dans celles des autres sources de Vals. L'on peut juger et prévoir, par analogie, qu'elle jouira des mêmes propriétés médicales.

Elle m'a paru moins chargée en sels, s'il en est ainsi, on pourra dire, avec plus de vérité que ne l'a fait M. Chauvin, « Que nos eaux offrent les mêmes principes minéralisateurs, mais dans des proportions graduées, depuis l'effet hygiénique le plus modéré, jusqu'au résultat le plus énergique » car elle servira de transition moins brusque de l'eau de la Marie à celles de la Marquise, de la Camuse et de la Chloé.

Mode d'administration des Eaux.

Le mode d'emploi des eaux est très-simple, il consiste à les prendre en boissons et en bains.

En Boissons. — Pour qu'elles agissent d'une manière plus efficace et plus immédiate sur l'estomac, il convient de les prendre le matin à jeun, alors que cet organe est dans l'état de vacuité.

La dose est relative, à l'âge, au sexe, au tempérament, au genre, à la gravité de la maladie, etc. Elle n'est pas moins de six verres par jour et de quinze au plus.

Les malades à fibre molle, a constitution faible, peu ou point irritable et dont l'appareil digestif est peu affecté peuvent sans inconvénient, les prendre pures. Il n'en est pas de même de ceux dont les organes digestifs sont doués d'une plus grande susceptibilité ou qui se trouvent sous l'influence d'une affection grave, il faut alors les couper, dans des proportions convenables, avec le lait, l'eau de veau, de poulet, de tilleul, de sirop de gomme, d'orgeat, au goût des malades.

Après avoir pris une verrée, il faut faire une promenade d'un quart d'heure à demi-heure, puis en prendre un autre, ainsi de suite, jusqu'à ce qu'on ait pris la quantité de verres prescrite par le médecin.

Vers les deux heures après midi, alors que la digestion du déjeûner est faite, on peut aller boire quelques verres en ayant soin de mettre une heure d'intervalle entre le dernier verre d'eau et le dîner.

Il faut toujours commencer la saison par une faible dose, et la terminer à dose décroissante. Cette manière est la meilleure, on pourrait même dire la seule à mettre en usage.

En Bains. — M. F. Gaucherand, qui ne recule devant aucune

dépense quand il s'agit de nos eaux , a fait construire un établissement thermal, bien entendu dans une situation agréable et commode. Cette grande ressource thérapeutique dont on apprécie de plus en plus , l'indispensable nécessité , manquait à notre pays, pour lui donner une plus grande conformité avec Vichy. Aujourd'hui nous pouvons entrer en concurrence avec ces thermes dont la célébrité est Européenne. Si on ne trouve pas encore à Vals, d'aussi vastes , d'aussi nombreux établissements thermaux , d'aussi brillants hôtels , un monde aussi distingué, aussi élégant, des amusements aussi divers ; par compensation, notre climat est, et de beaucoup, plus sain ; nos eaux sont plus riches et plus variées ; la nourriture, les logements, les eaux , les bains à un prix plus modéré. Que le beau monde Parisien nous arrive et bien vite, avec lui, arriveront, en foule , les plaisirs et les jeux, ne sont-ils pas inséparables ?

L'établissement thermal compte seize cabinets de bains, propres, vastes, commodes , bien aérés. Les baignoires sont parfaitement tenues ; le service fait, par un garçon et une fille , ne laisse rien à désirer sous le double rapport de la propreté et de la décence.

Seul le médecin doit prescrire, 1° la température , 2° la durée, 3° le nombre , 4° la quantité d'eau qu'il faut mêler à l'eau minérale du bain.

Température. —Elle doit être de 32 à 35 centigrades, moins élevée, elle pourrait produire un refoulement fâcheux de la périphérie du corps vers le centre. Plus élevée , elle pourrait déterminer des suffocations, des étouffements, des palpitations, des congestions cérébrales et pulmonaires.

Durée. —La durée du bain est , en général de 30 à 60 minutes, mais elle est susceptible d'être modifiée par beaucoup de circonstances que le médecin peut seul apprécier et dont seul il doit rester juge.

LE NOMBRE. — Il est aussi très-variable ; en général il est de 12 à 20 selon la fortune du malade et le tems plus ou moins limité qu'il peut passer ici. Rarement on peut prendre deux bains par jour et jamais sans l'avis du médecin consultant.

MÉLANGE DE L'EAU. — L'eau de la source des bains a besoin d'être, très-souvent mitigée ; le médecin doit dire dans qu'elle proportion.

L'effet des bains est d'augmenter la sécrétion urinaire et de déterminer une douce perspiration cutanée, de produire dans toute l'économie un bien être inaccoutumé qui imprime à tout le corps un mouvement général bien prononcé, qui lui donne plus de force et d'agilité.

Il faut user des bains avec une grande prudence et une extrême modération, en surveiller l'emploi avec assiduité, interroger un à un tous les symptômes qui se manifestent, afin de leur donner, s'ils sont favorables, une bonne direction et de les combattre s'ils sont contraires. Ne pas perdre de vue que la *fièvre thermale* ne peut être utile qu'à la condition expresse de n'être pas trop intense, car elle a souvent aggravé des maladies qu'il n'a pas été toujours au pouvoir du médecin d'arrêter. Le point essentiel est donc de la tenir dans de justes limites.

Durée du traitement.

Les malades qui se rendent à Vals, sont en général atteints d'affections chroniques, graves, invétérées, qui ont résisté à une foule de moyens thérapeutiques ; ils ont donc besoin d'un traitement long et souvent énergique.

Cependant le plus grand nombre, ne reste ici que 8 à 12 jours.

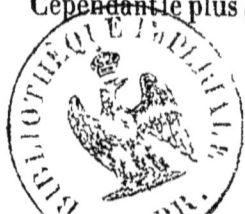

Ce temps me paraît insuffisant pour réfrèner, réduire, resoudre les maladies. Je pense donc, qu'il faudrait, pour un traitement convenable, sinon complet, de 20 à 30 jours. Il est cependant des limites qu'il ne faut pas dépasser; car on pourrait donner lieu à une sorte de fièvre qui, par sa durée ou son intervention amènerait des accidents plus ou moins graves. Pour plus de sûreté, il est convenable de consulter un médecin. Ce nouveau conseil appellera probablement un sourire moqueur sur les lèvres de plus d'un lecteur; sourire qu'on peut traduire par cet axiôme bien connu : vous êtes orfèvre Mr Josse. Qu'il me soit permis de le dire, avec conviction; tous ces conseils sont dans l'intérêt des malades.

Régime alimentaire.

Rien n'est plus propre à favoriser les bons effets des eaux, qu'un sage emploi des lois de *la diététique;* aussi les buveurs d'eau doivent-ils avoir toujours présent à l'esprit ce dicton populaire : *ce n'est pas ce qu'on mange qui nourrit, mais bien ce qu'on digère.*

Aussi difficiles à prescrire qu'à imposer, les conseils, pour une alimentation convenable, ne peuvent être donnés que par un médecin, lui seul peut connaître les alimens qui sont appropriés au dégré de force de l'estomac de chaque malade, en particulier : lui seul peut en modérer ou en activer les appétences souvent trompeuses ou perverties. On agira donc prudemment, en recourant à son avis avant d'accepter ceux des personnes étrangères à l'art de guérir, qui se permettent, ici, plus qu'ailleurs, de prescrire des alimens dont ils ne connaissent ni la nature ni les propriétés.

En général le régime consiste en des alimens tendres et faciles à digérer, comme le mouton, le veau, l'agneau, les jeunes volailles, le lapin, le canard, le pigeon domestiques, la truite de nos rivières et du lac d'Issarlés, les œufs frais à la coque.

Les viandes seront bouillies ou rôties, plutôt rôties que bouillies, car rôties elles sont plus nourrissantes et plus digestibles.

Le bouillon gras pur ou dans lequel on incorpore des pâtes ou des farines, dont la fécule forme la base, comme le riz, le gruau, le sagou, le tapioka, toutes les pâtes d'Italie, etc.

Parmi les végétaux, on choisit les épinards, la chicorée, les laitues, les carrotes, les réceptacles d'artichauts, les choux fleurs, les pommes de terre, les poids et les haricots verts, les fruits fondants et sucrés, comme le raisin, la pêche, l'abricot, la figue, la prune reine-claude : encore faut-il qu'ils soient bien mûrs, de bonne qualité et pris avec une grande sobriété.

Tous les aliments doivent être préparés de la manière la plus simple, sans y faire entrer d'épices d'aucune espèce, et sans les accompagner de sausses et de jus qui irritent vivement l'estomac. Les mets, les moins savamment préparés, sont les meilleurs et ceux qu'on digère le mieux ; ceux enfin qui produisent un chyle de bonne qualité, le seul qui répare promptement les forces.

Il faut exclure de la table des buveurs, les viandes de bœuf, de cochon, les viandes noires et trop animalisées du gibier en général, les viandes et les poissons salés et fumés ; les fritures trop grasses ; les pâtisseries lourdes ; les légumes secs ; l'oseille, l'ognon, la courge, le concombre ; le fromage acide ou fort, car leur digestion est lente, pénible, laborieuse, flatulente, et ne produit qu'un chyle mal élaboré.

Il ne faut jamais manger de la salade à cause du vinaigre qui entre dans sa composition.

Il faut se priver, avec le plus grand soin, de tous les fruits acides ou de mauvaise qualité, comme le citron, l'orange, les cerises, les grenades, les poires, les pommes, car les acides qu'ils contiennent détruisent les bons effets des eaux en les décomposant.

Il faut se passer, à moins d'une grande habitude, de café, encore faut-il le prendre très-léger et sans eau-de-vie. On le remplace par le tilleul et le thé.

Il ne faut prendre aucune boisson alcoolique. Si on ne peut se passer de vin, il faut le noyer dans l'eau de la Marie.

Toutes ces précautions paraîtront minutieuses, ridicules même, cependant elles sont le résultat de l'expérience et de l'observation d'un célèbre inspecteur dont l'amitié et l'estime me flattent autant qu'elles m'honorent. Souvent pour ne pas les avoir observées avec tout le soin qu'elles méritent, on a vu des montagnards de l'Ardèche, de la Haute-Loire, de la Lozère, qui se gorgent de fruit de mauvaise qualité qu'ils achettent à vil prix, éprouver des accidents graves.

Contrairement à ce qui se fait ici, il faut que le repas du soir soit moindre que celui du matin, afin que le premier verre d'eau que boit le malade, soit ingéré dans un estomac vide et que cet organe ait repris toutes ses forces digestives.

Précautions hygiéniques.

Ces précautions sont de la plus haute importance, sans leur observance exacte et continuelle, on s'expose à n'obtenir aucun des résultats qu'on se propose par l'usage de eaux.

Vals, à la vérité, est très heureusement situé. Il n'a rien à envier aux autres pays qui, comme lui, ont le rare et inappréciable avantage de posséder des eaux minérales de premier ordre. Cependant il est bon de prévenir les buveurs qu'ils doivent éviter avec le plus grand soin, les transitions brusques du chaud au froid ; qu'il faut ici , se lever avec le soleil et se coucher quand arrive la nuit afin d'éviter les fraîcheurs et les rosées , capables d'exercer une fâcheuse influence sur les malades et particulièrement sur ceux qui , devenues plus susceptibles, plus impressionnables par l'usage des bains , ont plus à craindre la suppression de la transpiration. Il importe aussi beaucoup de se vêtir convenablement afin de favoriser cette action perspiratoire que l'eau de nos fontaines exerce sur la peau, et qui donne à ce tissu cet état doux et halitueux que lui avait fait perdre de longues et pénibles maladies.

Je conseille aussi de faire de longues promenades , sans fatigue et de choisir , de préférence, les lieux exposés au nord , où l'on puisse respirer , avec délice, l'air pur qui nous arrive des hauteurs de Mézillac, tout imprégné de la douce et suave émanation des plantes et des fleurs qui croissent, avec une véritable profusion , de long de nos fraîches et alpestres vallées.

Il faut fuir les endroits où se concentre la chaleur et où l'air ne circule qu'avec peine ; il faut éviter les ombrages trompeurs qui s'offrent, à chaque pas, près de nos nombreux torrents. Ne jamais se reposer sur le terrain frais ou humide , ne pas céder à cette propension qui nous porte, trop souvent, dans la journée, au repos ou au sommeil. Ne jamais se baigner dans les eaux de la rivière.

Il faut rechercher, de prime abord , toutes les distractions, tous les amusements qu'on peut trouver ici ; se lier (aux eaux les connaissances se font vîte) aux personnes gaies , enjouées , spirituelles, qui nous arrivent des contrées méridionales et dont le franc rire, les joyeux propos, les saillies, les causeries nous font oublier les souffrances qui nous font, trop souvent, voir tout à travers un prisme aux sombres et noires couleurs.

Nomenclature des Maladies.

A cause de leur nature complexe (elles sont alcalines, acidules gazeuses et ferrugineuses, et participent, à la fois, de celles de Spa et de Vichy): nos eaux peuvent être administrées dans un grand nombre de maladies.

Voici la nomenclature de celles, dans lesquelles, l'expérience et l'observation ont prouvé qu'elles étaient salutaires :

Gastrites.	Maux d'estomac.
Gastralgies.	Irritation nerveuse de l'etomac hypo-
Aigreurs d'estomac.	condrie
Dyspepsies.	Digestions pénibles.
Nausées.	Envies de vomir.
Vomissements.	
Hépatites.	Engorgement du foie.
Ictère.	Jaunisse.
Calculs biliaires.	
Splénites.	Engorgement de la rate.
Pancréatites.	id. du pancréas.
Entérites.	Inflammation des intestins.
Colites.	Diarrhée, Dissenterie.
Hémorroïdes.	
Néphrites.	Engorgement des reins.
Coliques nephlétiques.	Coliques des reins.
Diabète.	Urines trop abondantes.
Gravelle.	
Cystites.	Catarrhe vésical.
Incontinence d'urine.	
Paralysie de la vessie.	
Pertes séminales.	
Métrites.	Engorgement de la matrice.
Ovarites.	id. des ovaires.
Chlorose.	Pâles couleurs.
Leucorrhée.	Pertes blanches.
Dismenorrhée.	Difficultés des règles.
Amenhorrhée.	Défaut d'écoulement des règles.
Metrorrhagie.	Pertes abondantes.

Elles sont encore salutaires aux malades atteints de fièvres intermitentes anciennes, avec engorgement des viscères parenchymateux, bouffissure de la face, pâleur de la peau, infiltration des extrémités, faiblesse et débilité de l'estomac.

J'ai traité l'année dernière, avec un succès qui a dépass', de beaucoup mon attente, le Lichen, le Purigo, l'Exema simples, la Teigne furfuracée, chez des enfans débilités par une longue maladie. Pour que l'usage simultané des bains et de l'eau en boisson puisse être employé, il faut que ces affections cutanées, ne soient pas trop irritées.

Pour que toutes ces maladies trouvent, ici, un grand soulagement ou leur guérison, il faut, absolument, qu'elles se présentent dans l'état de chronicité, d'indolence, sans fièvre ni dégénéressence.

Accidents auxquels elles peuvent donner lieu.

Elles sont contraires à toutes les affections du cœur, du poumon, du cerveau. Elles sont pernicieuses aux personnes pléthoriques et d'une constitution nerveuse très-irritable quand elles produisent le moindre accident du côté de la poitrine, il faut les suspendre.

Quand les eaux ne passent pas ou passent difficilement, ce qu'on reconnaît aux signes suivants : lassitudes spontanées, malaise général, sécheresse et chaleur de la peau, langue rouge, nausées, vomissement, ballonement du ventre, coliques avec constipation ou diarrhée, il faut diminuer la dose si ces symptômes sont légers, ou faire cesser l'usage des eaux s'ils persistent ou s'aggravent. Alors on met le malade à la diète : on lui fait prendre des boissons adoucissantes et calmantes ; quelque fois même, il faut recourir à des moyens plus énergiques, comme la saignée, les sangsues, etc:

Quand un sentiment de froid se fait sentir à la région de l'estomac, on couvre cette partie de linges chauds, on donne des infusions de tilleul, de bourrache, de thé, etc. Cet accident est peu grave. D'autres fois, les eaux produisent une sorte d'ivresse chez les femmes douées d'une grande impressionnabilité. Cet effet de l'acide carbonique se dissipe vite et ne constitue pas le moindre danger.

Si ces pages peuvent être de quelque utilité, je me trouverai heureux, et suffisamment récompensé de mes peines.

FIN.

TABLE DES MATIÈRES.

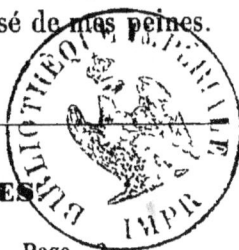

www.ingramcontent.com/pod-product-compliance
Lightning Source LLC
Chambersburg PA
CBHW070150200326
41520CB00018B/5359